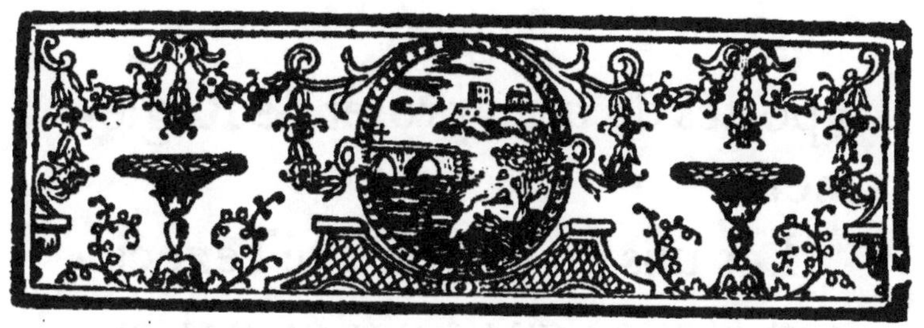

ADDITION
AU MEMOIRE
PRÉSENTÉ AU ROY,

Sur la néceſſité d'un Reglement général au ſujet des Enterremens, & Embaumemens.

E croirois manquer à ce que je dois à la Société, ſi je négligeois de remettre ſous les ïeux du Public les jugemens qu'il a portés de mon projet de Reglement.

Les uns en ont trouvé l'exécution si aisée qu'ils n'y voient aucune difficulté, d'autres le trouvent inutile, d'autres y trouvent des difficultés, d'autres enfin le trouvent impossible.

L'inutilité prétendue du Reglement est fondée sur la supposition qu'il y a au plus en cent ans un exemple de personne arrachée du tombeau, d'où l'on conclut qu'un inconvénient de cette nature ne vaut pas la peine de faire un Reglement.

Il est aisé de détruire cette objection.

Je demanderai 1°. à chacun de ceux qui font ce raisonnement, s'il voudroit donner au monde cet exemple unique en un ſiecle, & quelle certitude il a qu'il ne le donnera pas. 2°. Je dirai qu'il s'en faut de beaucoup que ces exemples ſoient ſi rares, puiſque, outre cent trente-ſix hiſtoires que j'en ai rapportées dans les deux Parties de ma *Diſſertation ſur l'incertitude des ſignes de la Mort;* outre celles qui ſont venues directement à la connoiſſance des premiers Magiſtrats, comme ils m'ont fait l'honneur de me le dire; indépendemment de celles qui ne m'ont point paru aſſez conſtantes pour entrer en ligne de compte, de celles que j'attens des Provinces éloignées de France, & même des Pays Etrangers, car quel eſt celui qui n'en fournit pas, quoiqu'on y précipite bien moins les Enterremens que dans celui-cy ? de celles enfin qui ſont atteſtées par des Auteurs que je n'ai pû recouvrer, on en trouvera à la fin de ce ſupplément une cinquantaine de nouvelles, qui ne remontent pas à cent ans. 3°. Je dirai qu'on doit conclure de cette multitude d'hiſtoires, que le nombre de celles qu'on ne ſait pas eſt beaucoup plus grand. L'on ne peut douter de cette conſéquence ſi l'on fait attention aux circonſtances néceſſaires, pour prévenir le malheur d'enterrer une perſonne vivante, encore plus pour s'appercevoir qu'on a eu celui de le faire.

C'eſt avec raiſon qu'on trouve des difficultés dans l'exécution du Reglement ; mais je ne les crois pas inſurmontables.

Sans m'approprier la réponſe d'un grand Magiſtrat que *ce ſont autant de raiſons de plus pour le faire*, je me contenterai d'y répondre , & je me flatte que ce ſera d'une maniere ſatisfaiſante.

Celle tirée de l'étendue de Paris, où le Reglement eſt plus néceſſaire qu'ailleurs , parce qu'il n'y a point d'endroits où les Enterremens ſoient plus précipités , diſparoîtra par la multiplication des Inſpecteurs ; encore n'en faudra-t-il pas un auſſi grand nombre qu'on pourroit ſe le figurer.

Je répondrai encore à cette objection, & à celle qui se tire de l'incommodité que causeroit dans un logement étroit un corps mort gardé pendant plusieurs jours, par l'exemple de l'ancienne Rome, ville beaucoup plus peuplée que Paris; & par celui de Londres, qui ne l'est pas moins que notre Capitale. Il est deffendu à Londres d'enterrer avant trois jours revolus, & sans une visite des personnes commises à l'inspection des corps, constatée par la délivrance d'un certificat. A Rome les Libitinaires étoient chargés non seulement de la visite des morts, mais des épreuves qui se continuoient plusieurs jours, & de tenir un registre exact de tous ceux qui mouroient. Sans sortir de France, il eſt deffendu de tems immémorial à Calais d'enterrer aucun corps qui n'ait été viſité par un Chirurgien prépoſé à cette fonction, qui en délivre un certificat.

Je répons encore à l'objection tirée de l'incommodité, que, bien qu'elle ſoit la même dans tous les païs du Nord, & à Genes, qui eſt un païs plus chaud que la France, l'uſage eſt pourtant de n'enterrer au plutôt qu'au bout de trois jours, & qu'en Hollande ce n'eſt qu'au bout de huit, comme pluſieurs Hollandois me l'ont aſſuré.

Au reſte il me paroît que l'uſage de n'enterrer qu'après trois jours revolus ne doit pas être littéralement adopté. Car ſi la putréfaction, ſigne indubitable de la mort, ſe déclare promptement, comme il arrive dans certaines ſaiſons & certaines maladies, & ce ſont les contagieuſes, pourquoi ne point enterrer promptement? & ſi un corps peut reſter ſans ſigne de vie pendant un grand nombre de jours, comme pluſieurs exemples en font foi, pourquoi donner au hazard de l'enterrer vivant? C'eſt par ces raiſons que je n'ai pas demandé qu'on fixât un tems pour enterrer, & que j'ai demandé qu'on commît pour la viſite des gens du mêtier.

Quant au déſagrement du ſpectacle d'un corps mort, c'eſt une fauſſe délicateſſe, puiſqu'elle n'empêche pas tous les peuples dont je viens de parler, chez qui la nature eſt auſſi éloquente que chez nous, de reſpecter un uſage ſi ſagement établi. Mais les Romains faiſoient bien plus, puiſque depuis la mort apparente juſqu'au tems des obſeques, qui ne ſe faiſoient ſouvent que ſept jours après, les parens les plus proches étoient obligés d'aller *conclamer* le corps, & par conſéquent de rechercher ſa préſence.

On m'a encore objecté que l'établiſſement que je propoſe ne peut ſe faire que dans les Villes.

Soit : faut-il, par la raiſon qu'il ne pourroit pas être étendu aux Campagnes, priver les Villes de l'avantage qu'il leur procureroit ?

mais pourquoi ne pourroit-il pas s'étendre juſqu'aux plus petits villages, ſi chaque canton a pluſieurs Chirurgiens ? au cas même qu'il en manquât, le petit honoraire certain que produira l'inſpection fera que le nombre s'en multipliera.

En un mot, de quelque nature que ſoit le Reglement qu'on fera, quelqu'éloigné qu'il ſoit de la perfection dont je le crois ſuſceptible, il ſera toujours extrêmement utile, parce qu'il apprendra à tous les hommes que les ſignes de la mort ſont incertains, & qu'on riſque évidemment d'être homicide, en précipitant les Enterremens & les Embaumemens.

J'ajoute les ouvertures, ſoit

qu'elles se fassent par ordre de Justice, ou pour l'instruction des gens du métier. Il est bien singulier qu'il n'y ait point d'Ordonnances qui aïent reglé le tems où elles doivent se faire ; qu'on n'ait pas même en ce point égard au Reglement porté par les Rituels pour les inhumations ; & qu'en Allemagne, où l'on demande un tems beaucoup plus long qu'en France, on s'écarte en ce point de l'usage ; comme si l'on ne couroit pas risque, ou qu'il ne fût pas affreux de mourir sous le couteau d'un Chirurgien ! mais ce n'est point à ce seul titre que mon projet de Reglement peut être utile dans les Païs Etrangers. Dans ceux où l'on differe le plus les Enterremens, on ne prend aucune des précautions néceſſaires pour empêcher la mort apparente de devenir réelle.

On demande enfin où l'on prendra des fonds pour païer les Inſpecteurs?

Je répons que, comme il ne meurt point aſſez ſouvent du monde dans chaque famille pour que cette dépenſe devienne onéreuſe, il ne paroît pas qu'il y ait d'inconvénient à charger les Particuliers de l'honoraire des Inſpecteurs, qui n'excedera jamais la dépenſe qu'auroient cauſée quelques jours de maladie de plus. Au reſte on peut aiſément imaginer d'autres expédiens.

Je viens à l'objection de ceux

qui regardent le Reglement comme impoſſible dans ſon exécution, & je répons que tout ce qui eſt néceſſaire à la conſervation des hommes eſt néceſſairement poſſible ; or on ne peut nier que ce Reglement ne ſoit néceſſaire à la conſervation des hommes. Je pars maintenant de ce principe, & je dis que tout ce qu'exige la conſervation des hommes eſt néceſſaire, & j'en concluds évidemment la néceſſité du Reglement que je propoſe. Je conviendrai volontiers qu'il eſt ſujet à quelques inconveniens ; mais quelle eſt la loi qui n'en ait point? quel autre parti prendre que de ſe déterminer vers celui qui en a le moins? & quel plus grand inconvénient que de laiſſer les hommes expoſés au danger évident d'être enterrés vivans?

J'ajouterai en finiſſant, qu'il y a dans pluſieurs Provinces un abus qui a excité le zele d'un Juriſconſulte Allemand, c'eſt d'ôter les oreillers, & même le chevet, des Malades qui ſont près de mourir. Il prouve démonſtrativement que c'eſt un vrai homicide, tant parce que le but qu'on ſe propoſe eſt d'accélerer la mort, que parce que cette pratique peut la cauſer à des malades qui lui auroient échappé.

HISTOIRES

De personnes rappellées à la vie après avoir été réputées mortes, venues à ma connoissance depuis l'impression de mon Ouvrage.

I. DAME Magdeleine Duval, Dame de Store, qui a fait passer cette Terre dans la Maison de l'Aubespine de Verdronne, déterrée vivante, suivant la tradition unanime du païs.

II. M. Chicoyneau, bisaïeul du premier Medecin du Roi, tiré du cercueil par ordre de M. le Duc de Montpensier, fut trouvé vivant, & M. le premier Medecin m'a dit qu'il venoit d'un fils né après la résurrection.

III. M. Mallet, Président en la Chambre des Comptes de Paris, a eu une aïeule portée à S. Eustache, tirée du cercueil par ordre de son mari, qui arriva dans le tems du convoi. Communiqué par M. Mallet.

IV. Mornac L. II. ff. liv. II. tit. 8. parle de la femme d'un Avocat au Parlement de Paris, nommé Duhamel, que le son de la vielle, accompagné des chansons du vielleux, rappella à la vie après vingt-quatre heures de mort apparente.

V. Salmuth dans ses Observations parle d'une Hysterique de Leipsic, qui, sortant de sa bierre, vint trouver à table les gens de sa maison, à qui elle fit grande peur.

VI. Le même Auteur au même endroit parle d'une Hysterique de la même Ville trouvée vivante par des fossoieurs qui l'avoient déterrée pour la dépouiller de quelques bijoux, & du supplice de ces *violateurs*.

VII. Le célebre Pascal fut réputé mort pendant treize heures, à l'âge d'un an, suivant des Mémoires qui m'ont été communiqués.

VIII. Diemerbroek, dans son Traité de la Peste, parle d'un Païsan attaqué de cette maladie qui fut réputé mort pendant cinquante-deux heures, & qui auroit été enterré, si le menuisier avoit eu le tems de faire plûtôt son cercueil.

IX. Le même Auteur parle au même endroit d'un Enfant noïé qu'il rappella à la vie après dix heures de mort apparente, qu'il avoit passées nud dans son suaire par un froid très-vif.

X. Il parle dans son Anatomie d'une Noïée qui donna sans secours des signes de vie après être restée long tems dans l'eau, & plusieurs heures après qu'elle en eut été tirée dans un état de mort apparente.

XI. Beyerlinck parle d'un Gentilhomme de Vesoul en Franche-Comté, cru mort de la peste, qui revint à lui dans une grange où l'on avoit déposé son cercueil pendant le voiage qu'on lui faisoit faire pour le porter à une de ses terres.

XII. Il est parti de Paris il y a environ huit mois une femme qui demeuroit sur la Montagne de Sainte Genevieve, qui a conservé pendant plus de trente ans dans sa chambre le cercueil dans lequel elle avoit été exposée à sa porte. Le fait est notoire dans le quartier.

XIII. De Besse, Maître en fait d'Armes, enterré pendant trois jours à Valence, tomba à Lyon, où il demeuroit alors, dans une léthargie qui dura huit jours entiers sans donner de signes de vie, & fut guéri parfaitement, comme plusieurs personnes me l'ont attesté d'après lui-même.

XIV. Le sieur Lamy, Tapissier, demeurant dans un pavillon du College Mazarin, reprit l'usage de la vie après vingt-quatre heures de mort apparente, sa fosse étant creusée, & son cercueil dans sa chambre. Conté par M^{de} Sainte-Victoire, Religieuse de la Miséricorde, sa fille.

XV. Le surnommé *Malborough*, Charretier au service de M. Surgis, ci-devant Curé de Mondetour près Pontoise, donna des signes de vie comme on le descendoit dans la fosse après trois jours de mort apparente, & vécut long tems après. Notoire dans le quartier.

XVI. En l'année 1670. M. l'Hermite de la Chatiere, Prevôt de la Maréchaussée à Sens, a été réputé mort pendant long tems; & auroit été enterré, sans un domestique qui revint à propos de la campagne. Il a eu plusieurs enfans depuis. Certifié par M. l'Abbé Fenel, de l'Académie des Inscriptions.

XVII. Marie Legendre, fille d'un Marchand Mercier, ruë S. Denis à Paris, auroit été ensevelie en 1674. sans son pere qui arriva heureusement d'un voïage. Elle est morte à 70 ans, & a conté plusieurs fois son histoire à plusieurs de mes amis.

XVIII. La femme d'un Gentilhomme fut déterrée vivante à Basingstoke en Angleterre le quatriéme jour après sa mort réputée, avec la tête & le visage meurtris, & les doigts rongés. *Tiré de la Traduction faite en Angleterre de la premiere Partie de ma Dissertation sur l'incertitude des signes de la Mort.*

XIX. Rostagny, dans son Commentaire sur les Erreurs populaires de Primerose, parle d'un Léthargique depuis dix heures enterré vivant au bout de ce tems, parce que le lendemain le Curé n'auroit pas eu le tems de faire la céremonie.

XX. Une fille du Comte d'Anville, âgée de quelques mois, fut rappellée à la vie par sa mere long tems après sa mort apparente; elle étoit mariée lorsqu'on écrivoit son histoire dans le Mercure Galand, May 1699.

XXI. Mlle Desplaces, depuis femme de M. Labadie, Châtelain de Saint Bonnet-le-Château en Forêt, pensa être portée en terre après deux fois vingt-quatre heures de léthargie, & eut depuis plusieurs enfans, dont il y en a de vivans. Cette histoire est environ de l'année 1705.

XXII. En 1709 Marjollet, Ouvrier à Rheims, fut réputé mort à l'Hôtel-Dieu, & rappellé à la vie par la douleur qu'il ressentit d'une côte enfoncée en le jettant sur le brancart pour le porter en terre. Attesté par M. Josnet Docteur en Medecine à Rheims.

XXIII. Le surnommé *Trompe la Mort*, Garçon Tonnellier travaillant habituellement à la Halle au vin à Paris, fut enterré deux fois à Clamarre, comme il l'a dit lui-même à plusieurs personnes de ma connoissance. Il est mort depuis sept à huit ans.

XXIV. On trouvera dans le dernier volume des Mémoires de l'Académie des Curieux de la Nature, trois Observations du Docteur Kundmann concernant trois Noïés rappellés à la vie malgré tous les signes extérieurs de la mort.

XXV. M. Cheyné, dans son Traité des Maladies Angloises, parle du Colonel Townshend, qui fit en sa présence, & celle d'autres personnes, l'expérience de se faire mourir, & ressusciter.

XXVI. En 1716 on déterra vivant dans le Cimetiere de l'Eglise d'Oxmanston à Dublin, le nommé Mendevil, Trompette, enterré depuis vingt-quatre heures, & gardé pendant deux jours. *Communiqué, ainsi que les deux histoires suivantes, par M. le Comte de Barneval.*

XXVII. Une Dame de Dublin, sortie vivante d'un soûterrain où on avoit déposé son cercueil, a eu plusieurs enfans depuis.

XXVIII. Myladi Rouſſel, gardé huit jours en Angleterre par ſon mari, qui ne voulut pas ſouffrir qu'on l'enterrât, reparut à la Cour, & mourut après ſon mari il y a une quinzaine d'années.

XXIX. Le P. Trabouillard, Benedictin, actuellement en l'Abbaïe du Bec, fut réputé mort en 1717 à Rheims pendant pluſieurs heures par les Medecins de la maiſon. Atteſté par lui-même.

XXX. A peu près dans le même tems, une fille à Montpellier donna des ſignes de vie comme on la portoit en terre. Elle eut depuis le ſurnom de *la Reſſuſcitée*. Atteſté par Meſſieurs Gourraigne & Guiſard Docteurs en Medecine.

XXXI. Pierre Guyard, Compagnon Relieur, natif du village de Nogent, Paroiſſe de Lilladam, à l'âge de ſix mois, fut enſeveli pendant quinze heures par un froid très-vif. Il auroit été enterré, comme il me l'a dit, ſi le Curé avoit eu le tems.

XXXII. Marie Sillole, veuve Barade, actuellement vivante à Montpellier, fut rappellée à la vie, comme on la deſcendoit pour la porter en terre, par la chute de ſon cercueil, qui donna un coup mortel à une femme qu'il rencontra ſur l'eſcalier. C'étoit vers 1720. Atteſté par M. Guiſard.

XXXIII. La Demoiſelle Audrigue de Marſeille, revint ſi parfaitement à la vie le jour même que ſon mari l'avoit traînée dans le tombereau, la croïant morte de la peſte, qu'elle y porta le lendemain le corps de son mari.

XXXIV. En 1723 une Femme de Chambre de Madame de Perussys, fut rappellée à la vie dans l'Eglise des Cordeliers d'Avignon, parce qu'on poussa rudement contre sa tête celle de M. l'Abbé de Perussys.

XXXV. En la même année, Françoise Giguet de la Paroisse de S. Laurent en Savoie, en conséquence d'une chute faite étant grosse, resta trois fois vingt-quatre heures sans signes de vie, accoucha heureusement, & guérit. Conté par M. Marvignon son fils, Ecclesiastique, demeurant à Paris rue des Amandiers.

XXXVI. Le même m'a dit qu'une fraïeur fit tomber un domestique de son pere dans un état de mort apparente qui dura quarante-huit heures, & qu'il revint à lui comme on l'alloit enterrer. Il vit encore.

XXXVII. Jeanne-Nicole le Camus, alors âgée de trois ans & demi, actuellement mariée au sieur Destourbay, Maître ès Arts près le Séminaire de S. Magloire, fut tirée en 1723 d'une léthargie dans une petite verole, & rappellée à la vie par la chute de son cercueil, comme on la portoit en terre.

XXXVIII. En 1725 la De Michellin, veuve d'un Marchand de Troies, fut tirée vivante de son cercueil après trois jours de mort apparente. Elle eut des enfans depuis, & vit encore.

XXXIX. Le nommé Vattier, Compagnon Tailleur, locataire du pere de la De Destourbay, revint chez lui du Cimetiere de S. Sulpice, où il avoit été enterré. Conté par ladite Destourbay.

XL. Une Cuisiniere de M. Lagnier Procureur, demeurant dans l'Hôtel des Ursins, fut tirée vivante de la bierre en 1731, & rappellée à la vie par M. Caumont, Démonstrateur Roïal en Chirurgie. Conté par lui-même.

XLI. Au mois de Novembre 1732 un homme étouffé dans une mine de charbon près d'Alloa en Ecosse, fut parfaitement guéri, bien qu'il ne donnât plus de signes de vie. Essais de Medecine d'Edimbourg, Tom. VI.

XLII. M. Batide, Chirurgien de la Charité de Versailles, mort depuis peu d'années, fut réputé mort pendant trois jours en .... Attesté par M. Dulattier Chirurgien.

XLIII. Une Lettre de M. Foppiani, Docteur en Medecine à Genes, que M. de Jonville, Envoié du Roi auprès de cette République, a eu la bonté de me communiquer, parle d'un jeune homme de quinze ans qui revint à lui après avoir été réputé mort pendant vingt-quatre heures.

XLIV. Un Domestique de M. de Thugny fut rappellé à la vie il y a peu, dans le tems qu'on le croïoit mort, par M. Diste, Medecin de la Faculté de Paris, & parfaitement gueri.

XLV. Il y a environ un an qu'on rapporta

chez elle vivante une femme de Melun qui donna des ſignes de vie dans le tems qu'on deſcendoit ſon cercueil dans la foſſe.

XLVI. A la fin d'Octobre 1745 la Dame Cortez fut étouffée dans ſon cercueil dans l'Egliſe des Martigues près de Marſeille, où elle avoit été dépoſée en attendant ſon enterrement.

XLVII. Madame la Comteſſe de Laval fut rappellée à la vie par une ſaignée que ſa Femme de chambre obligea un Chirurgien de lui faire, quoiqu'on la crut morte depuis long tems.

XLVIII. La De veuve de M. Fromont, Medecin de la Faculté de Paris, alors âgée de neuf à dix ans, fut jugée morte de la petite verole, ce que je prie de remarquer, & miſe ſur la paille, où elle reſta neuf à dix heures. Elle revint à elle comme on ſe diſpoſoit à l'enſevelir.

XLIX. François Bordau, ſurnommé depuis ce tems *Trompe la mort*, Roulier, demeurant rue S. Gilles à Eſtampes, fut trouvé vivant quand on fut pour l'enſevelir. Il eſt encore plein de vie.

Je pourrois groſſir cette liſte de beaucoup d'hiſtoires de Pendus rappellés à la vie dans le tems qu'on les croïoit bien morts.

J. J. Bruhier, Docteur en Medecine.

APPROBATION.

J'AI lû par ordre de Monſeigneur le Chancelier, *les Additions au Mémoire préſenté au Roi ſur la néceſſité d'un Réglement general au ſujet des Enterremens & Embaumemens précipités*, & n'y ai rien trouvé qui puiſſe en empêcher l'impreſſion. Fait à Paris ce 19 Avril 1746.

BOYER, Medecin ordinaire du Roi.

Le Privilege eſt à la fin du ſecond Volume de la Diſſertation ſur l'incertitude des ſignes de la Mort.

De l'Imprimerie de C. F. SIMON, Fils, Imprimeur de la Reine, ruë de la Parcheminerie, 1746.

www.ingramcontent.com/pod-product-compliance
Lightning Source LLC
LaVergne TN
LVHW050508160826
845677LV00003B/1019

* 9 7 8 2 3 2 9 6 4 3 1 3 7 *